AF318450

RÉCIDIVE

DE

FIÈVRES INTERMITTENTES

PAR

TRAUMATISME PUERPÉRAL

PAR

Paul CASSET

DOCTEUR EN MÉDECINE DE LA FACULTÉ DE PARIS

PARIS

GEORGES CARRÉ, ÉDITEUR

58, RUE SAINT-ANDRÉ-DES-ARTS, 58

1891

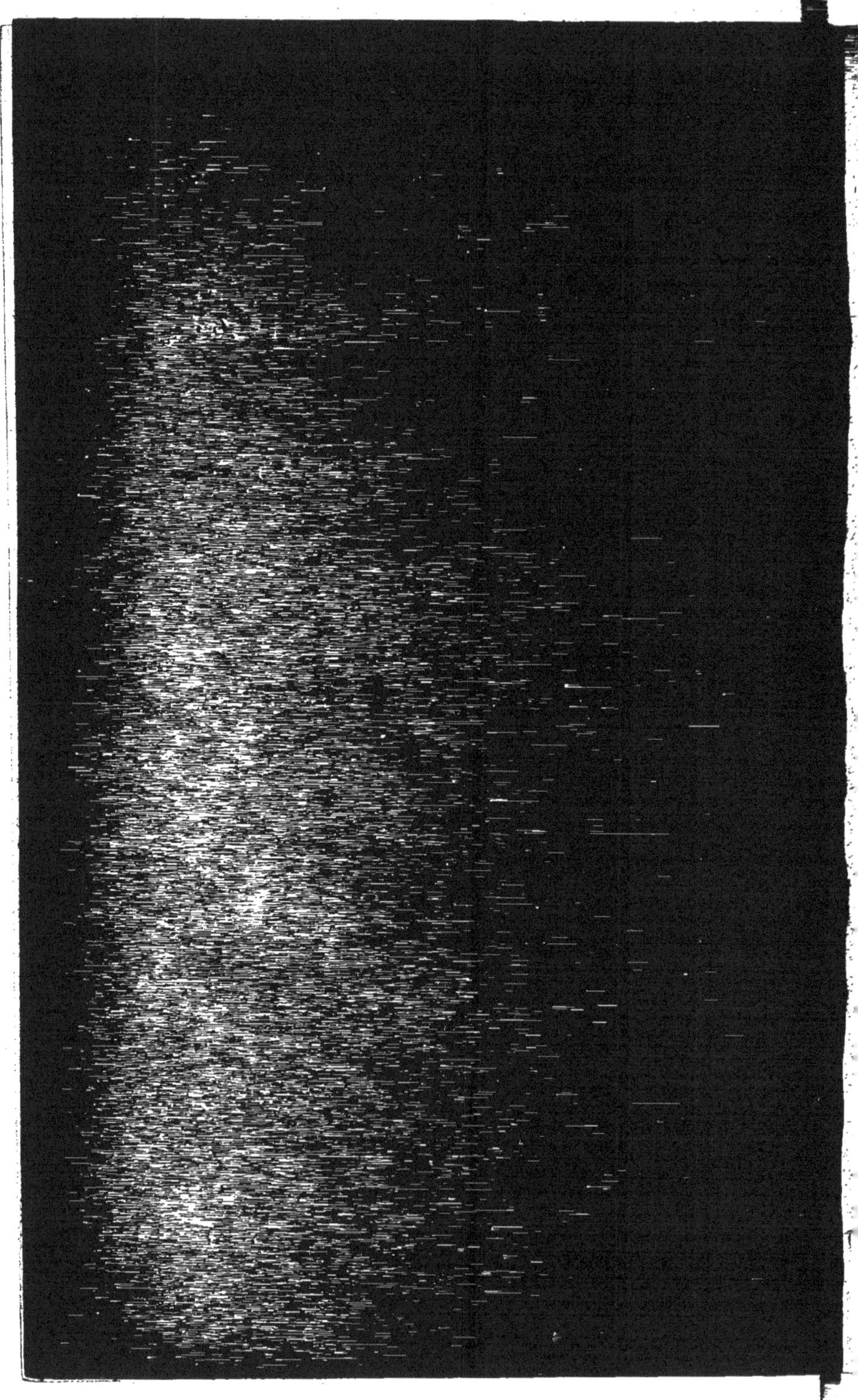

RÉCIDIVE

DE

FIÈVRES INTERMITTENTES

PAR

TRAUMATISME PUERPÉRAL

PAR

Paul CASSET

DOCTEUR EN MÉDECINE DE LA FACULTÉ DE PARIS

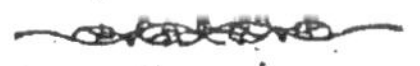

PARIS

GEORGES CARRÉ, ÉDITEUR

58, RUE SAINT-ANDRÉ-DES-ARTS, 58

1891

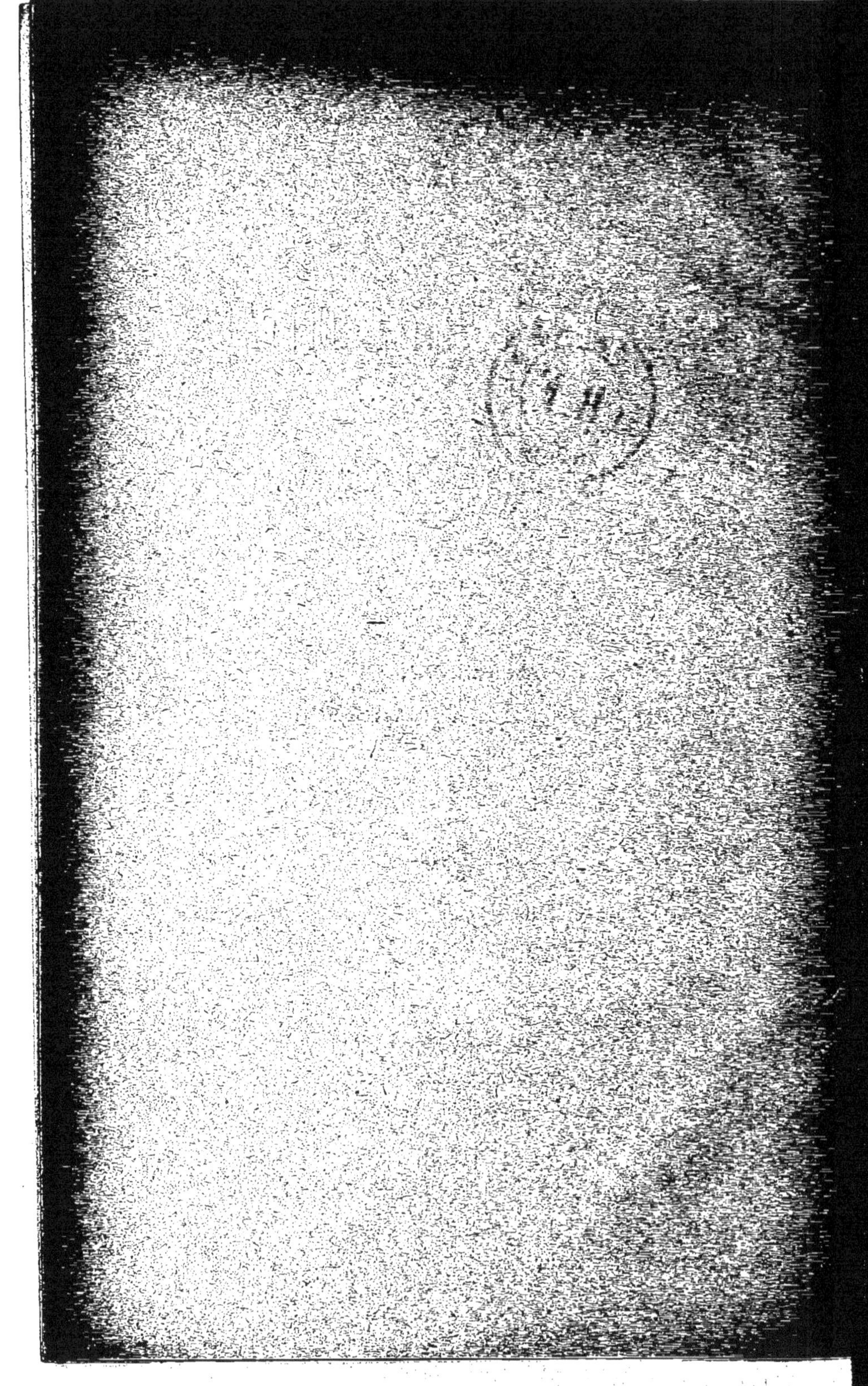

A MON PÈRE

A MA MÈRE

A MA SŒUR

A MES PARENTS

A MES AMIS

A MES MAITRES DE L'HOPITAL CIVIL DE MUSTAPHA
ET DE L'ECOLE DE PLEIN EXERCICE D'ALGER

A MON PRÉSIDENT DE THÈSE

MONSIEUR LE PROFESSEUR TARNIER

RÉCIDIVE DE FIÈVRES INTERMITTENTES

PAR TRAUMATISME PUERPÉRAL

INTRODUCTION

Il y a quelques années déjà que le rôle du *trauma* dans la diathèse est devenu un fait classique, grâce à M. le professeur Verneuil qui s'est attaché à le démontrer d'une façon irréfutable et ne cesse d'en faire remarquer la fréquence.

Quelques thèses et de nombreux mémoires, dont l'exposé sera entrepris dans le cours de ce travail, ont bien établi les relations entre ces deux ordres de faits.

Aujourd'hui leur rapport est devenu une notion courante dans la science, et l'on sait que : « le *trauma* peut détermi- « ner parfois l'apparition d'accidents locaux ou généraux dus « à une diathèse héréditaire ou acquise, restée latente jus- « que-là et réveillée tout à coup par lui » (Isnard).

Mais jusqu'ici les auteurs ont surtout envisagé l'action du *trauma* dans ce qu'il a de plus général et d'évident, comme les blessures, les contusions, les opérations, les fractures, etc. Notre intention à nous est seulement de considérer l'ac- tion d'un trauma particulier, *de celui qui détermine le pas-*

sage du fœtus à travers les voies génitales de la femme mala-
rique ou exposée autrefois aux influences du miasme telluri-
que.

En ces deux dernières années (comme il résulte des statistiques que nous avons faites à l'hôpital civil d'Alger) la recrudescence qu'a subie le paludisme fut telle, que nous avons eu tout le loisir de constater l'action du *trauma puerpéral* sur les femmes intoxiquées par la malaria.

Les relations étroites qui unissent ces deux ordres de faits se sont en quelque sorte imposées à notre attention ; elles nous ont pour ainsi dire dicté notre sujet de thèse.

C'est sous les inspirations de notre cher maître M. le professeur Merz, que nous avons entrepris ce travail ; heureux si nous pouvons réussir à bien mettre en relief les vues de notre excellent maître dont les conseils éclairés et judicieux ne nous ont jamais fait défaut durant nos trois années d'internat à l'hôpital civil d'Alger.

Nous ne saurions non plus assez remercier MM. les professeurs Bruch, Caussanel et Vincent, pour la bienveillance éclairée qu'ils nous ont toujours montrée.

Je n'aurai garde non plus d'oublier notre sympathique directeur de l'école d'Alger, M. le professeur Texier, dont les solides et instructives leçons, et aussi l'affabilité bien connue resteront à jamais gravées dans ma mémoire.

Que M. le professeur Tarnier veuille bien recevoir ici l'expression de notre très grande admiration pour les savantes leçons qu'il nous a été donné d'écouter avec tant de fruit lors de notre trop court séjour à Paris. Qu'il veuille bien aussi agréer toute notre profonde gratitude pour l'honneur qu'il nous a fait en acceptant la présidence de notre thèse.

PREMIÈRE PARTIE

TRAUMATISME ET FIÈVRES

C'est un dogme de pathologie générale, désormais établi sur des preuves cliniques et vulgarisé en sa forme précise par les travaux de M. le professeur Verneuil et de ses disciples, que les états constitutionnels modifient puissamment les réactions individuelles sous le trauma.

Pendant longtemps ce fut une croyance générale que la fièvre consécutive aux grandes plaies était nécessaire à leur réparation.

Jusqu'au XVIIIe siècle, se firent jour les théories les plus variées; ce fut la période des hypothèses.

Puis successivement la fièvre traumatique (le mot est prononcé pour la première fois en 1817 par Larrey) est déclarée, fièvre d'inflammation, fièvre de réaction, fièvre nerveuse.

On commence alors à s'inquiéter de la pénétration possible des matières putrides dans le sang. Halles, Gaspard de Saint-Étienne, Leuret étudient les effets des matières septiques injectées dans les veines (1824).

Piorry prononce le mot de septicémie; Maisonneuve (1862) dans ses leçons cliniques à l'Hôtel-Dieu se fait le défenseur des nouvelles théories.

Billroth en Allemagne reprend les expériences de Gaspard, de Bonnet de Lyon (1837) et d'Arcet (1842); et, dans des recherches expérimentales d'une grande précision, confirme les travaux de ses devanciers.

Enfin, c'est à M. le professeur Verneuil que nous devons

de voir pour la première fois, dans les célèbres discours prononcés à l'Académie de Chirurgie en 1869, 1871, posées en principes les relations étroites qui unissent la fièvre consécutive au trauma.

Les thèses de Maunoury (1877) et d'Isnard (1886) apportent à l'appui de cette théorie de nombreuses observations.

L'unité des fièvres chirurgicales une fois reconnue, Pasteur découvre un nouvel élément, l'élément bactérien. L'unité des fièvres chirurgicales est de nouveau confirmée, mais ces fièvres sont de nature microbienne.

L'élément nocif de Verneuil, le virus traumatique, le *nescio quid ignotum*, se transforme en un élément connu, déterminé, vivant et actif.

Lister et Guérin, à leur tour, découvrent leurs pansements ; la chirurgie prend dès lors un nouvel et plus grand essor.

Mais l'inspection d'un trauma ne peut donner une étiologie locale satisfaisante ; les étiologies cosmique et organique, suivant les expressions propres de M. Verneuil, devront aussi être sondées ; car, nous savons maintenant qu'il y a peu de maladies générales que les lésions traumatiques aient la facilité d'engendrer ; mais si ces lésions jouent rarement le rôle de causes efficientes, elles agissent souvent comme causes occasionnelles ou déterminantes.

En formule générale, il peut arriver, ou bien que le trauma et l'affection constitutionnelle évoluént parallèlement et sans aucune influence fâcheuse réciproque, ou bien que la propathie dévie et complique la marche du trauma ; ou bien que le trauma à son tour agisse sur la maladie constitutionnelle, la provoque, la rallume, l'accélère ou l'aggrave.

— 9 —

Le trauma par exemple peut rappeler chez un goutteux,
l'attaque de goutte; chez un paludique, un accès de fièvre
intermittente; chez l'alcoolique invétéré, le délirium, etc.; et
réciproquement le processus traumatique (le traumatisme)
diversement troublé par la diathèse peut se compliquer de
névralgies traumatiques chez le rhumatisant; d'hémorrhagies secondaires périodiques chez le paludique; de lenteur
dans la cicatrisation chez l'alcoolique.

Avec M. Terrier on peut donc dire que les traumas sont
susceptibles d'être influencés :

1° Par des affections diathésiques (arthritisme, tubercu-
lose et scrofule, herpétisme, diathèse néoplasique).

2° Par des intoxications (syphilis, alcoolisme, paludisme,
empoisonnement par le plomb, le mercure, la morphine, etc.).

3° Par les maladies chroniques.

4° Par les maladies aiguës.

Sur les diathèses, l'influence du trauma a tout d'abord été
étudiée par L. Boyer, « *Sur les diathèses au point de vue chi-
rurgical, 1847* »; par sir James Paget, *Leçons sur les risques
opératoires chez les diathésiques....,* *in The Lancet*, 1867; dans
une série de publications et de communications de M. le
professeur Verneuil, 1869-1871; dans la thèse de Paris, 1867,
de Clipet; Mémoire d'Herrgott, 1868, Th. de Strasbourg;
dans les thèses de Paris de Moreau, de Turquet et de Baure-
gard, 1877; dans la thèse d'Agrégation de Berger, 1875.

Chez les herpétiques par M. Verneuil (*Du traumatisme
comme agent morbifique, in Revue de Chirurg.*, 1881); par
Frilet, « *Sur le Psoriasis traumatique, 1880* ».

Sur la diathèse néoplasique par Burdel de Vierzon « *Le*

cancer comme souche tuberculeuse, 1872 ; par M. Verneuil,
« *Conférence au congrès de Copenhague*, 1884 ».

Chez les scrofuleux ou tuberculeux en état de diathèse
latente ou patente par Max Schüller, qui montre que le
trauma fixe la diathèse au point lésé. Citons aussi *la Tubercu-
lisation génitale d'origine traumatique*, par M. Verneuil ; *la
Phthisie pulmonaire par traumatisme sur la poitrine*, par
Lépine, Th. d'Agrégation, 1872 ; Perroud, Thèse de Paris,
1874.

Chez les syphilitiques par Verneuil et Guillemin *in Gaz.
hebd.*, 1863 ; par le mémoire de M. Verneuil « *Sur l'adénopathie tertiaire* », *Arch. génér. de méd.*, 1871 ; Thèse de
L. H. Petit, 1875 et celle de Benecy, 1879.

Chez les alcooliques par le discours et communication de
M. Verneuil *in Mémoires de Chir.* Tome III ; Th. de Péronne,
1870, *Alcoolisme et Traumatisme*.

La lésion traumatique peut éveiller ou aggraver les manifestations de l'intoxication saturnine. Sabatier. Th. Paris,
1877.

Les tissus diabétiques résistent mal aux traumas comme
le démontre la thèse de Forgue (Th. d'Agrég. Paris, 1886).

Enfin les maladies aiguës troublent, elles aussi, le processus traumatique (recrudescence inflammatoire, fétidité de
la suppuration, affaissement des bourgeons charnus, etc...).
Même influence des fièvres éruptives (Th. de Paris, Dunoyer
(1878) ; Mémoire de Stirling (1879) ; Travail de Batut (1882),
soit que la plaie expose à la réception du poison morbide,
soit que le trouble du *traumatisme* éveille l'affection latente.

PALUDISME ET TRAUMATISME

Le rôle du trauma, dans les différentes diathèses, étudié et vulgarisé par M. le professeur Verneuil, devait bientôt s'étendre aux états voisins des diathèses, comme la syphilis, le paludisme, l'alcoolisme, etc.

De nombreuses observations isolées dans la science et publiées un peu partout avaient été prises sur ces divers états dont elles tendaient à démontrer les rapports avec le trauma.

En ce qui regarde notre sujet, M. Verneuil n'a rien écrit de particulier, se contentant, comme il le dit lui-même, de recueillir les faits portés à sa connaissance, et de conseiller des travaux sur la matière à ceux qui, placés dans des régions propices à ces sortes d'observations, voudraient bien s'en occuper.

Les rapports de la malaria avec les différents traumas avaient été déjà entrevus dès le commencement du siècle ; sans vouloir remonter jusqu'à Hippocrate, en se tenant simplement à des observations bien précises, les premiers faits qui indiquent réellement un souci des rapports de la malaria avec les traumas sont consignés dans le « *Mémorial des Hôpitaux*, 1829 » où Delpech et Lafont-Gouzy nous en rapportent quelques exemples auxquels viennent s'ajouter plus tard ceux de Bouisson en 1854.

Les médecins militaires surtout, en expédition ou dans les

colonies, signalèrent aussi ces sortes de complications ; ils établirent, en effet, que les blessures peuvent provoquer des accès de fièvres intermittentes et en ressentir localement le contre-coup.

Puis apparurent les « Mémoires de médecine militaire » de Cocud (1866) recueillis en Algérie ; les relations de Mazzoni de Rome, pleines de faits intéressants ; l'œuvre de Duboué (1867) de Pau, enrichie de nombreuses observations que dictaient un très judicieux esprit et une longue expérience ; le savant livre de Collin (1870 ; les thèses de Bériaud (1868), de Moriez (1876), de Dubergé (1875), ce médecin de marine qui étudia les complications fréquentes des plaies à la Guyane Française ; enfin la thèse de Taieb-ould-Morsly (1882), lequel observa à l'hôpital civil de Mustapha les complications des plaies chez les fiévreux et les récidives de malaria chez les traumatisés.

C'est donc aujourd'hui une vérité bien reconnue dans la science que la malaria peut retarder ou compliquer l'évolution des traumas, et que réciproquement ceux-ci sont susceptibles de rappeler des retours offensifs du paludisme.

DE LA MALARIA A L'HÔPITAL CIVIL D'ALGER.

En tous temps on voit des malariques à l'hôpital d'Alger ; en petit nombre ou en nombre tel qu'il soit souvent nécessaire de construire des baraquements et des tentes provisoires ; tous les mois, il y entre encore 70 paludiques environ.

A la fin de l'automne, en hiver et au printemps, on n'y trouve qu'une catégorie de ces malades ; ce sont les gravement intoxiqués et les cachectiques.

Les crises de fièvres intermittentes, aux allures franches et régulières ont disparu pour faire place aux lésions de tous ordres des différents viscères sur lesquels la maladie s'est particulièrement fixée.

Mais lorsque l'été a fait subir ses fortes chaleurs, vers les mois de juillet, août et septembre, alors la malaria bat son plein, évoluant sous un type bien régulier, avec ses trois stades, bien nets, avec ses accès, toujours les mêmes, quotidiens, revenant à la même heure et surtout le matin.

C'est aussi l'époque des accès pernicieux, des accès comateux, c'est-à-dire des formes les plus terribles et les plus désolantes.

En effet, il suffit pour en être frappé de traverser un lieu infecté, et dès lors, elles peuvent tuer le malade avant que celui-ci ait été en état de reprendre ses sens, et parfois même avant qu'on ait eu le temps de poser le diagnostic.

On a dit, avec quelque apparence logique, que la femme enceinte était à l'abri du paludisme ; cette proposition demande évidemment quelque explication, sans quoi elle serait en complet désaccord avec tout ce que nous savons des relations qui existent entre la grossesse et le paludisme ; et, même corroborée par une note explicative, elle ne contient qu'une part assez petite de vérité.

Les arguments qui militent quelque peu en faveur de cette opinion dérivent simplement de ce fait, que d'ordinaire les femmes se rendent peu aux travaux des champs où se respire surtout le miasme paludéen, et moins encore lorsqu'elles sont enceintes ; mais cependant que d'exceptions !

Ces dernières années l'observation du rôle du trauma en

rapport avec le paludisme nous a été singulièrement facilitée à l'hôpital civil de Mustapha.

On n'y avait pas vu depuis longtemps (comme il a été dit au début de ce travail) une épidémie aussi importante que celles de 1889 et de 1890.

Faut-il en imputer la cause à l'augmentation prétendue de la chaleur? à la plus grande abondance de pluies suivant quelques-uns? au mauvais état des conditions d'hygiène publique d'après quelques autres ?

Quoi qu'il en soit, les années 1889-1890 furent éminemment fécondes en accès pernicieux, comateux et intermittents graves. Les femmes payèrent un large tribut à la maladie ; aussi, bien que le nombre de femmes enceintes entrées à la maternité d'Alger fût le même que celui des années précédentes, les cas de grossesse compliquée de paludisme antérieur s'accrurent dans d'énormes proportions.

Les cas de récidive de fièvres intermittentes suscitées par le traumatisme puerpéral se présentèrent dès lors assez souvent à nous.

Nous y trouvâmes donc tout naturellement un sujet d'études, et ils nous permirent de réaliser un de nos plus chers vœux, celui de faire notre thèse sur un sujet algérien.

Le tableau suivant permettra de se rendre compte de l'augmentation considérable du nombre des malariques durant les années 1889-1890.

	1887	1889	1890
Janvier	34	74	69
Février	23	46	66
Mars	34	44	64
Avril	18	40	60

	1887	1889	1890
Mai	18	43	60
Juin	17	46	48
Juillet	99	158	117
Août	186	342	222
Septembre	159	332	259
Octobre	122	298	210
Novembre	65	102	152
Décembre	60	103	99
Totaux	835	1628	1426

L'ACCOUCHEMENT EST-IL UN TRAUMA ?

Jamais acte physiologique n'a subi, autant que l'accouchement, le contre-coup de la civilisation actuelle.

Jamais la femme enceinte n'est devenue plus qu'à notre époque l'esclave de l'homme de l'art ; avant, pendant et après l'accouchement.

Trois ordres de complications l'assiègent :

Complications d'ordre mécanique (si fréquentes de nos jours de par le fait de l'étiolement organique, conséquence d'une éducation défectueuse, perturbatrice).

Complications d'ordre septique (si terribles quelquefois et dont la cause naît dans cette agglomération toujours croissante des masses).

Telles sont, à notre époque, les complications contre lesquelles il faut à chaque instant mettre en œuvre les ressources de la science.

Pour nous, nous sommes convaincu de ce fait, c'est que l'accouchement, imposé à la femme par la Nature, devait aux origines de la Société, avoir lieu certainement sans les secours de l'art ; physiologiquement en un mot.

La civilisation fit éclore les maladies, de même que la pathologie fit naître les médecins.

En effet, l'accouchement de nos jours est si peu un acte physiologique que l'Obstétrique est bien vite devenue une branche importante de la Chirurgie ; et que la femme enceinte est aussitôt l'objet d'une sollicitude toute particulière, non seulement avant et pendant l'accouchement, mais encore longtemps après.

C'est pour cela que l'on a depuis si longtemps déjà comparé la nouvelle accouchée à une grande blessée pour qui les soins devaient être non moins constants, non moins éclairés.

Simpson, dans ses mémoires, établissant un parallèle entre la parturiente et un amputé, ne voit pas pourquoi, en raison de cette parité pathologique, l'on ne donnerait pas du chloroforme pendant l'accouchement.

Cuzzi de même considère l'accouchement comme un véritable trauma et, en effet, ajoute-t-il, à notre époque, tous les accoucheurs traitent les accouchées de la même façon que les chirurgiens traitent les sujets atteints d'affection traumatique.

Cruveilhier avait aussi émis la même opinion.

Quant à nous, les malades avec lesquels nous comparerions volontiers la parturiente seraient les malades porteurs de tumeur abdominale volumineuse.

Une ovariotomie, par exemple, nous paraîtrait tout à fait semblable à un accouchement.

De part et d'autre, nous nous trouvons en présence d'une

solution de continuité, d'une plaie béante, exposée (momentanément au moins) avec des vaisseaux ouverts par où le sang veineux ou artériel suinte ou coule à flots ; cette hémorrhagie plus ou moins abondante a lieu également dans l'un et l'autre cas ; elle crée pour la patiente un état d'anémie et d'hydrémie consécutives qui la débilite, l'affaiblit et la rend plus sensible aux impressions des milieux extérieurs.

Dans les deux cas aussi, nous voyons retentir encore sur l'état général le *shoc* opératoire ou puerpéral, c'est-à-dire cet affaiblissement organique causé par l'ébranlement nerveux, par l'émotion, l'anx'été, la longue durée de l'acte et surtout par l'hémorrhagie ; la douleur perçue ou non, mais agissant quand même sur les centres nerveux réflexes pour les parésier par le fait de l'excitation répétée et continue.

Enfin, si nous prolongeons la comparaison, nous voyons encore dans les deux cas, une *décompression* brusque de l'abdomen suivre de près la section de la tumeur ou la sortie du fœtus ; décompression qui se répand et se fait sentir dans tout l'organisme, dans tous les centres nerveux pour y jeter le trouble et l'anémie par la voie des vaisseaux sanguins.

La femme amputée de sa tumeur et la femme accouchée de son enfant nous semblent donc toutes deux se trouver dans le même état pathologique.

C'est le même processus qui les a frappées, le processus traumatique, autrement dit : *le traumatisme*.

L'accouchement est donc un véritable trauma.

TOUTE FEMME IMPALUDISÉE EST SUJETTE A VOIR RÉCIDI-
VER SA FIÈVRE INTERMITTENTE DE PAR LE FAIT DU
TRAUMA PUERPÉRAL.

La malaria, en effet, possède ce triste privilége avec les diathèses, de se réveiller en certaines circonstances pour des causes légères chez les sujets qui en ont subi autrefois les atteintes.

Il existe vraisemblablement chez eux ce que M. le professeur Verneuil a fait observer chez les gens guéris en apparence d'une lésion tuberculeuse ; « ils ne sont pas en puis-« sance de maladie, ils ne sont seulement qu'en état de mi-« crobisme latent. »

Que ce sommeil microbien cesse sous l'effet d'une cause quelconque, l'état aigu réapparaît aussitôt ; et il n'est pas nécessaire pour cela que le trauma soit violent ; une simple opération de cataracte par exemple, comme le rapporte Duboué dans son admirable *Traité sur « l'Impaludisme »*, suffit pour provoquer la récidive ; dans ce cas il semblerait que c'est moins l'hémorrhagie consécutive que l'ébranlement nerveux occasionné par le trauma qui serait le facteur important. L'hémorrhagie néanmoins n'est certainement pas à négliger, car, malgré la réaction vitale de nos cellules, ces deux facteurs unissent simultanément leurs effets pour diminuer la résistance en déprimant l'organisme.

Il n'est donc pas étonnant de voir la fièvre intermittente se rallumer sous le coup de fouet de l'accouchement.

Ainsi, le trauma puerpéral sera la cause occasionnelle déterminante de la récidive malarique durant la période plus ou moins longue que durera ce microbisme latent, cette intoxication rebelle.

Plus l'organisme aura été imprégné par le miasme tellurique, plus il aura souffert des effets de la maladie, et plus longtemps il sera exposé aux atteintes de la récidive malgré la quininisation et le changement de milieux.

Ces faits vrais pour les malariques en général ne le sont pas moins en ce qui concerne (comme il résulte de nos observations et celles de nombreux auteurs) la femme devenue grosse et par conséquent exposée fatalement au trauma puerpéral.

En effet, de nombreux praticiens ont enregistré de semblables faits.

Déjà en 1850, Pitre Aubinais dans un long mémoire lu à la Société de Médecine de Nantes en rapportant les méfaits de l'infection palustre sur les femmes enceintes, cite des cas de récidive des fièvres intermittentes après l'accouchement.

En 1864, Béhier dans ses conférences de clinique médicale insiste sur ce fait : « Les accès de fièvre, dit-il, surve« nant chez les nouvelles accouchées ne sont très souvent « que des récidives de fièvres paludéennes subies par les « femmes intoxiquées. »

Duboué, en 1867, s'exprime en ces termes : « Ce n'est pas « assurément que la plupart des femmes qui ont déjà eu une « ou plusieurs affections palustres soient fatalement reprises « d'affections de même nature, mais il faut que ces cas de « récidive ne soient pas des plus rares puisque j'en ai observé 20 cas. »

« Le réveil du paludisme par le fait de l'accouchement et « par les suites de couches est certain, dit Mangiagalli. »

Spiegelberg, Moriez et Billon formulent la même constatation.

Bonfils dans sa thèse (1885) s'exprime ainsi : « Le phéno-
« mène le plus saillant des suites de couches chez les femmes
« paludiques est le réveil des manifestations palustres. »

Ritter émet un avis contraire; d'après lui l'accouchement produit une cessation complète des accès périodiques et les suites de couches sont indemnes de toute récidive ; il dit n'avoir jamais rencontré une seule exception sur nombre de cas. Cependant les faits cliniques sont là qui contredisent cette assertion.

L opinion de Ritter ne peut être admise que pour quelques cas particuliers concernant surtout les avortements au deuxième, troisième ou quatrième mois.

Nous nous en expliquerons d'ailleurs plus loin.

Goth rejette l'opinion de Ritter comme insoutenable. Dupuy a vu pendant le travail de l'accouchement survenir deux cas d'accès de fièvre intermittente. Bonfils en relate également nombre de cas.

Ainsi donc la récidive de malaria, c'est-à-dire, selon notre opinion, par suite du trauma puerpéral, ne saurait être douteuse ; de nombreuses observations en font foi. Nous n'oserions affirmer d'une façon absolue que la récidive aura fatalement lieu, en d'autres termes qu'une femme autrefois impaludisée verra forcément survenir de par le fait de l'accouchement un épiphénomène d'ordre malarique.

La récidive en effet n'accompagne pas toujours l'accouchement des malariques.

Elle peut faire défaut d'abord par ce seul fait que l'intoxication tellurique s'est lentement éliminée de façon à ne plus laisser aucune trace de son passage. Puis, lors même que l'état latent existe, il ne s'en suit pas que le retour des fièvres intermittentes doive suivre nécessairement l'accouchement; plusieurs causes favorisent plus ou moins les récidives de paludisme.

Nous allons de suite les passer en revue.

LA FEMME IMPALUDISÉE EST D'AUTANT PLUS SUJETTE A VOIR RÉCIDIVER SON PALUDISME.

QUE : *son paludisme est plus récent.* — Que la femme enceinte prenne les fièvres intermittentes pendant le cours de sa grossesse; ou que ses accès antérieurs à celle-ci continuent à évoluer conjointement avec elle, la malaria à l'époque de l'accouchement suivant sa marche naturelle, le traumatisme puerpéral semblera pour ainsi dire une coïncidence, et son action, en tant que cause déterminante, paraîtra dès lors peu évidente.

Si l'évidence même du fait n'apparaît en effet que peu dans ces cas où la fièvre paludique durant la grossesse et après l'accouchement suit périodiquement sa marche caractéristique, il est des cas où l'influence de l'accouchement est des plus nettes.

En effet, si l'accès de fièvre intermittente devance son heure habituelle pour coïncider avec l'accouchement, on ne pourra mettre en doute l'influence du trauma puerpéral sans lequel la fièvre intermittente, si régulière en ses manifestations quotidiennes, aurait eu lieu en son temps, en son heure ordinaire.

Quoi qu'il en soit, si les accidents telluriques continuent pendant la grossesse, ou si une médication judicieuse les ont arrêtés au début de la parturition, nous arrivons toujours à cette conclusion que l'état de la femme enceinte au terme de sa gestation est dans tous les cas bien compromis.

Dans la première hypothèse, la femme qui est obligée de subvenir aux frais de deux existences, en outre de lutter contre le poison tellurique, accouchera souvent prématurément; ou bien si elle mène à terme sa grossesse, elle y arrivera avec une peine inouïe, sans force, débilitée, souvent dans un état proche du marasme.

Quand, au contraire, la malaria n'a plus reparu quelque temps avant conception, l'organisme quoique placé alors dans de moins mauvaises conditions, est encore obligé, dans une convalescence où il lui serait indispensable de rassembler toutes ses forces, et de subvenir au développement de son fœtus, et de réparer ses propres pertes causées par l'intoxication antérieure.

Et alors, quelle résistance peut offrir au trauma l'organisme qui subit de semblables conditions?

Aussi s'exerce-t-il avec toute sa puissance; et, plus la fièvre sera récente, moins la parturiente aura eu le temps d'éliminer le principe toxique, plus dès lors elle sera sujette à voir récidiver fortement et sûrement son paludisme.

QUE : *sa cachexie est plus profonde.* — Quand la cachexie s'est profondément installée chez la parturiente malarique, celle-ci subit des troubles semblables à ceux que détermine un paludisme récent, mais ils sont plus graves; et, dans ce cas particulier, l'accouchement prématuré ou l'avortement sont plus fréquents.

Il est de même préférable pour elle que l'avortement se produise ; car, alors, la lutte qu'elle a à soutenir contre les divers facteurs de la débilitation (entr'autres son fœtus), étant plus brève, la déprime bien moins.

Mais, chose curieuse et qui expliquerait en partie l'opinion de Ritter, à savoir que : « l'accouchement a une « influence importante sur l'infection palustre aiguë préexis- « tante et que dans tous les cas il produit la cessation des « accès périodiques. »

Ce n'est pas vraiment lorsqu'il s'agit d'accouchement à terme que serait fondée l'opinion de Ritter, mais bien lorsqu'on est en présence d'un avortement.

En effet, si nous considérons une femme atteinte de cachexie malarique enceinte de 1 à 3 mois et avortant de par le fait de cette cachexie, il arrive souvent que dans ces conditions la récidive paludique, à l'encontre de ce que nous voulons prouver dans notre travail, n'a pas lieu ; et qu'après cet accident, débarrassée de ses accès et de tout leur cortège, cette cachectique reprend de la force et de la santé, devient dès lors indemne de tout retour offensif de l'affection malarique.

Il semble donc que ce fait soit en contradiction avec le sujet même de notre thèse.

Et bien, non... ; la contradiction n'est qu'apparente. En envisageant le fait dans ses détails intimes, il corrobore au moins en partie ce que nous avons déjà dit de l'action du trauma sur la récidive du paludisme.

Greffé sur une muqueuse dont la vitalité est des plus insuf-fisantes par suite de l'état général, l'ovule, au bout de 1 à 2 ou 3 mois, tombe dans la cavité utérine ; et alors devenu corps étranger il est expulsé sans grand effort, hors de l'uté-rus, après avoir traversé facilement le col utérin ramolli, relâché, sans aucune élasticité.

Et pour éliminer ce jeune produit de conception y a-t-il eu vraiment trauma au passage ?

L'expulsion... Quelles contractions, quel travail prépara-toire ont été nécessaires pour la déterminer ? A peine quel-ques faibles douleurs, presque rien ; l'œuf est passé (per-mettez-moi l'expression) comme une lettre à la poste.

Y a-t-il eu hémorrhagie ?

Pas davantage ; la plupart du temps à peine voit-on quel-ques caillots.

Quant à la plaie, elle est insignifiante. Ainsi donc tout, dans ces avortements, se réduit au point de vue du trauma au minimum.

Point d'ébranlement nerveux, presque pas d'hémorrhagie, plaie insignifiante ; on comprendra donc aisément que les influences du trauma sont par cela même annulées.

Ajoutez à cela que l'organisme maternel, ainsi débarrassé d'une charge qui met fin à une lutte débilitante pour une existence à deux, bénéficiera de cet évènement heureux en la circonstance, et que ce trauma d'intensité minimum ne pourra que comporter un *postpartum* favorable.

Mais lorsque malgré tout, la grossesse arrive à terme, la débilité de la parturiente est si grande, elle se trouve dans un tel état de marasme qu'elle est impuissante à réagir aussi contre le traumatisme puerpéral qui l'affaisse davantage.

Dans ces conditions la récidive de fièvre intermittente est alors plus fatale et bien plus terrible.

Ajoutons aussi que dans les cas où la cachexie est nettement accusée, la parturiente est exposée à avoir de *l'albumine* dans ses urines ; et, d'après les observations recueillies
à la Maternité, « M. le professeur Merz estime qu'il peut y
« avoir une relation entre le paludisme et l'éclampsie, ce
« qui n'a rien d'illogique, puisque, ainsi que je l'ai dit plus
« haut, la malaria prédispose à l'albuminurie. »

QUE : *l'accouchement a été plus pénible.* — Si l'accouchement normal, seul, peut réveiller le paludisme latent, en
agissant en tant que traumatisme ; à plus forte raison doit-
il le rappeler quand, à la plaie utérine, s'ajoutent d'autres
blessures, déchirures du col, du vagin, de la vulve, du
périné, excoriations, contusions, ruptures produites par le
fœtus, par les instruments, par des esquilles. Aussi cette
série est-elle, comme proportion des cas de retour de fièvre,
la plus riche ; et, si les observations en sont peu nombreuses, cela tient à ce que les interventions sont relativement
rares comparativement au nombre des accouchements. Par
accouchement pénible, nous entendons aussi tout accouchement dont la période de dilatation du col s'est faite plus lentement que de coutume et ayant amené chez la parturiente
l'énervement, l'anxiété et le découragement, on entend également par ces mots les accouchements qui ont nécessité une
intervention chirurgicale (presque tous les cas de dystocie
par conséquent).

Dans le premier cas, c'est l'état nerveux qui est le plus
influencé ; les cris, la douleur, l'angoisse fatiguent la femme,
l'épuisent et rendent bien souvent nécessaire une intervention
active qui, à son tour, accentue le trauma puerpéral ; de
sorte que, toutes les composantes du trauma (douleur, hémor-

rhagie, plaie, etc.), étant exagérées, la récidive est d'autant plus certaine.

Une de nos observations bien concluante à cet égard est la VIIIe de notre recueil, dans laquelle Kheira-bent-ali, impaludisée depuis son jeune âge, voit huit accouchements se faire sans aucune récidive, excepté après le cinquième, le seul pour lequel il ait fallu employer « les fers ».

QUE : *l'hémorrhagie a été plus abondante*. — L'hémorrhagie est une cause puissante de dépression générale ; elle plonge dans un état d'anémie profond l'organisme qui perd une quantité notable de sang ; elle diminue aussi la vitalité de nos cellules en restreignant les échanges gazeux et l'apport de l'oxygène.

Toute cause qui en temps ordinaire ne pourrait amener l'éclosion de la maladie, c'est-à-dire la réceptivité individuelle, trouve dans cette déchéance vitale et le terrain favorable à son évolution et le défaut de cette résistance qui aurait été suffisante pour combattre le germe extérieur ou interne.

Chez la nouvelle accouchée, l'hémorrhagie produit des effets analogues. Mais, de plus, débilitée par l'intoxication palustre et par le fœtus qu'elle a nourri en son sein, ces causes d'affaissement organique s'ajoutent encore à celles qui peuvent résulter des pertes sanguines pour paralyser l'effort de réaction contre l'envahissement microbien ; les effets du traumatisme se font alors dans toute leur puissance et la récidive tellurique aura d'autant plus de chance d'apparaître que l'hémorrhagie aura été plus forte.

D'autre part, l'influence de la malaria sur les hémorrhagies *post partum* a été déjà signalée par Cuzzi de Modène, Pasquali de Rome, Bureau. Ce dernier aurait eu sur 77 ac-

couchements chez des malariques 13 cas d'hémorrhagie (1/6).
Billon trouve la proportion un peu forte : l'hémorrhagie ne se
produit, pour lui, qu'une fois sur onze accouchements (1/11).
Quant à nous, sur un relevé de 15 observations, nous trouvons 3 cas d'hémorrhagie *post partum* (Obs. IV, X, XIV), ce
qui fait une proportion de 1/5.

Quoi qu'il en soit, le fait est exact ; les femmes impaludi-
sées sont sujettes à avoir des hémorrhagies après leur accouchement, et à ce propos nous nous rappelons encore fort
bien les paroles de M. Merz « appelant fortement notre atten-
« tion sur les relations probables de cause à effet entre la
« malaria et l'hémorrhagie ». Le nombre d'observations n'est
pas encore assez considérable pour conclure ; et, jusqu'à plus
ample informé, nous ne pourrons cependant nous empêcher
de regarder la coïncidence comme singulière.

DEUXIÈME PARTIE

Après avoir démontré, je crois, d'une manière évidente, quels étaient les rapports qui existaient entre la récidive des fièvres intermittentes et le traumatisme puerpéral ; après avoir prouvé que le retour des accidents telluriques était dû, non pas aux suites de couches, comme le disent la plupart des auteurs, mais bien, d'une façon plus précise, au trauma produit par le passage de l'enfant à travers la filière pelvienne, nous nous occuperons des particularités de cette fièvre paludique récidivante.

Nous établirons sur nombre d'observations précises recueillies, parmi beaucoup d'autres, à la maternité d'Alger les conclusions qu'il faut déduire en ce qui concerne :

1° L'époque de la récidive ;

2° Le type de la fièvre ;

3° Sa durée ;

4° Son diagnostic différentiel ;

5° Son pronostic ;

6° Enfin le traitement que préconise notre cher maître, M. le professeur Merz.

ÉPOQUE DE LA RÉCIDIVE.

L'époque à laquelle apparaissent les accès de fièvres intermittentes est en général assez précise. Cependant ils peuvent d'abord se produire au moment même de l'accouchement ou quelques heures après, et nous verrons alors quel pronostic il faut porter dans ce dernier cas.

Dans la simultanéité de la fièvre et de l'accouchement leurs combinaisons des phases respectives (stades ou périodes) peuvent diversement s'enchaîner.

Ainsi l'accouchement aura lieu entre le stade de frisson et celui de l'élévation thermique ; entre le stade de chaleur et celui de la diaphorèse ; ou bien l'accès éclatera, soit au début des premières douleurs de la dilatation, soit entre l'expulsion du fœtus et celui du délivre.

On a vu aussi la fièvre intermittente se déclarer bien long-temps après l'accouchement ; dans un cas cité par Bonfils elle le suivit de 30 jours ; dans un autre de 15 jours et dans une statistique de 33 cas qu'il a relevés, on voit que dans 1 cas l'accès se montra tout de suite après l'accouchement ; dans 7 cas un jour après ; dans 2 cas, 2 jours après ; dans 2 cas, 4 jours ; dans 3, 5 jours ; dans 2, 8 jours ; dans 1 cas, 15 jours ; plus les 2 cas précités, cela fait un relevé de 33 cas.

En faisant une moyenne, nous voyons que les accès de fièvre reviennent environ du deuxième au troisième jour.

Pour Spiegelberg pendant les suites de couches, principalement pendant le deuxième ou troisième jour, le paludisme reparaît à l'état aigu.

Ritter qui fixe la récidive pendant les trois semaines qui suivent l'accouchement ne nous paraît pas avoir observé des malariqués semblables aux nôtres. Car si nous consultons ce que disent sur ce point les différents auteurs qui se sont occupés de la question, et si nous y joignons nos propres observations, nous verrons que la malaria réapparaît chez les paludiques surtout vers le commencement du *troisième* jour.

Fièvre de lait. — Notons en passant que la fièvre de lait qui fut de tout temps regardée comme physiologique, n'était en somme que l'indice d'un état pathologique.

Je crois qu'on a dû souvent prendre pour de la fièvre de lait ce qui n'était qu'une récidive de fièvre intermittente.

Depuis les travaux de Chantreuil et de Depaul, la fièvre de lait, en tant qu'entité morbide, a été rayée du cadre nosologique.

Nous devons cependant admettre qu'au moment de l'établissement de la fonction mammaire, l'organisme subit une excitation légère, parfois même assez accentuée pour précipiter peut-être d'autant mieux (à l'époque de son apparition) l'accès paludique, mais pas assez forte pour élever notablement la température de la nouvelle accouchée, si d'autres causes n'étaient là pour expliquer plus simplement cette hyperthermie.

Ces causes seront étudiées au moment où nous parlerons du diagnostic différentiel des fièvres *post partum.*

Plus la récidive apparaît tôt, plus la fièvre est grave. C'est, en effet, un fait d'observation que la récidive de fièvre intermittente est d'autant plus grave que les accès se montrent plus tôt.

De même que dans la variole, la poussée de papules survenant avant le troisième jour après les premiers prodromes de la maladie suffit pour porter un pronostic sérieux ; de même en ce qui concerne la récidive de la fièvre intermittente provoquée par le trauma puerpéral, l'accès fébrile survenant avant le troisième jour, fait prévoir qu'il sera d'une intensité très grande et que ses symptômes généraux seront graves.

Le fait simplement enregistré par plusieurs auteurs ne leur avait suggéré aucune réflexion.

Duboué de Pau écrit que chez une femme paludique, qui accoucha à terme dans un jour d'intermission de ses accès, le premier qui apparut un jour seulement après l'accouche-ment fut d'une « telle violence que le mari de la femme « envoya quérir le médecin » : et Duboué ajoute : « Je cons-« tatai, en effet, chez elle, un accès fébrile très fort et très « complet. »

Bureau relate aussi un fait du même genre, mais pour démontrer simplement la récidive de la fièvre intermit-tente.

Il s'agit encore d'une paludique « prise 24 heures après « l'accouchement d'un violent accès de fièvre tellurique qui « dura 11 heures et auquel succéda un nouvel accès aussi « violent que le premier, mais qui continua sans rémission « complète pendant cinq jours ».

Dupuy cite aussi le cas d'une malarique accouchée à terme, et qui, prise de fièvre intermittente au moment de la montée de lait, *vit ses jours en péril.*

Dans nos observations I, II, IV, XII, dans lesquelles les accès apparurent avant le troisième jour après l'accouche-ment, nous voyons la récidive être d'une intensité remarqua-ble.

Ainsi donc, l'époque du début de la récidive doit être prise en sérieuse considération, puisqu'elle peut être anor-male, et comme durée, et comme intensité, mais surtout parce qu'elle devient un facteur de gravité d'autant plus re-doutable qu'elle se rapproche davantage du *trauma puerpé-ral.*

TYPE DE LA FIÈVRE RÉCIDIVANTE.

La fièvre de récidive est semblable aux accès intermittents de la malaria. Elle comporte également ses trois stades de frisson, de chaleur, de sueur.

Les accès reviennent en général tous les jours, soit le matin de préférence, soit le soir, avec une régularité typique qui devient un solide appoint au diagnostic différentiel.

Bien que la plupart du temps on ait affaire au type intermittent classique, la fièvre peut dévier et ne se reproduire que tous les deux jours (type tierce).

Telles sont les deux formes sous lesquelles a lieu dans la majorité des cas la récidive de fièvre malarique.

DURÉE DE LA FIÈVRE.

Que la récidive évolue sous le type quotidien ou tierce, la durée de cette fièvre n'est en général que de peu de jours. Tous les auteurs sont unanimes pour reconnaître que quelques doses de quinine ont suffi pour juguler la fièvre.

Aussi dans la plupart des observations qu'il nous a été donné de parcourir, nous n'avons jamais vu la fièvre se prolonger au delà de huit ou dix jours : souvent au bout de quatre ou cinq jours les accès disparaissent brusquement.

Suites de couches. — On croit généralement que les lochies sont atteintes dans leur quantité et dans leur durée. C'est une erreur ; elles ne sont dans le cas de récidive, ni plus ni moins abondantes ; elles ne présentent de particularités que lorsqu'une complication a assiégé la nouvelle accouchée.

De même la sécrétion lactée subit simplement les fluctuations attenantes à l'état de cachexie des femmes.

Plus la cachexie est profonde et moins la femme aura de lait ; la chose est évidente d'elle-même.

Cependant Bonfils dans sa thèse sur « *Paludisme et Puerpéralité* » cite un certain nombre d'observations dans lesquelles des malariques non cachectisées auraient eu une sécrétion lactée absolument nulle, et de par le fait des accès paludiques consécutifs et répétés.

Nous avouons n'avoir pas vu d'autre cause à cette absence de sécrétion mammaire que celle qui se déduit (comme dans le cas de notre observation IV) de l'état plus ou moins mauvais de la femme.

DIAGNOSTIC DIFFÉRENTIEL

S'il est un diagnostic parfois très délicat à établir dans les suites de couches, c'est bien celui de récidive de fièvre intermittente, lorsque celle-ci revêt le masque de la fièvre de la phlébite péri-utérine.

Les signes locaux, en effet, sur lesquels on serait en droit de compter dans cette dernière, sont quelquefois si peu accusés qu'ils éloignent du vrai diagnostic l'esprit du clinicien le plus prévenu.

Force est donc de se rejeter sur des particularités autres inhérentes à chacune des maladies.

Le début dans la phlébite, dit le professeur Depaul dans un discours à l'Académie de Médecine (mars 1858), est marqué par un frisson caractérisé par sa marche à répétition irrégulière ; le deuxième et le troisième accès n'apparaissant rarement qu'après 36 heures.

L'accès palustre, lui, toujours identique à lui-même, unique, prolongé, se répète à des intervalles égaux, périodiques ; de plus, la période intercalaire est absolument apyrétique.

Dans la phlébite, au contraire, les accès se suivent *sans ordre ;* l'intervalle qui sépare deux frissons est toujours accompagné d'une certaine élévation de température ; on dirait presque un type rémittent tellurique.

« Du côté de l'utérus, dit Billon, la phlébite peut ne
« point se révéler par des signes locaux intenses et si la ma-

« lade peut ne pas accuser de douleur; dans certains cas, la
« palpation, la pression, le toucher, permettent de localiser
« nettement une zône, un point tuméfié et douloureux au
« niveau de l'utérus et de ses annexes. »

Chez la malarique, rien de semblable ; la sphère génitale
est indemne de toute sensibilité.

Nous avons, en outre, dans la quinine une pierre de tou-
che d'une sensibilité extrême ; dans le cas de malaria, la
médication quinique produit une cessation à brève échéance
de tous les accidents, et dans le cas de phlébite, elle n'amène
aucune modification de l'état général et local.

Ajoutons aussi, que dans ces dernières années la décou-
verte de M. le professeur Laveran s'est vue vérifiée par nombre d'observateurs de différents pays. Il nous a été souvent
donné de voir sous le microscope, grâce à l'obligeance si
connue de M. le professeur Soulié, de l'Ecole d'Alger, les
éléments décrits par M. Laveran.

Dans un certain nombre de cas, ces corps ont été également recherchés et trouvés à l'hôpital civil de Mustapha
chez la nouvelle accouchée au début des récidives d'accès de
fièvres intermittentes.

Ces observations n'ont pu nous être communiquées,
devant servir à un travail d'ensemble de M. Soulié.

Donc la recherche microscopique de ces corps dans le
sang pourra constituer un nouvel élément de diagnostic.

Une autre complication peut assiéger la nouvelle accouchée, qui serait susceptible de prêter à une confusion avec
la malaria; je veux parler de la lymphangite. Mais ici, en
plus du frisson unique sans répétition ultérieure, nous

avons une douleur vive au-dessus du pubis et s'irradiant très vite dans tout l'abdomen avec ballonnement du ventre rapide, vomissements, faciès grippé ; tout cet ensemble de signes fera écarter l'idée d'une récidive paludique.

Je ne ferai que mentionner la fièvre éphémère avec éruption de vésicules d'herpès aux lèvres, dans laquelle l'absence de frisson et la continuité de l'hyperthermie suffit à élucider le diagnostic.

Quant à la fièvre qui accompagne les abcès mammaires ou ceux de toute autre région, l'inspection locale dirigera encore et surtout le diagnostic.

PRONOSTIC

Le pronostic est ordinairement bénin. Il faut surtout s'attacher à déceler dès le début de la maladie si l'élément malarique est en jeu et administrer aussitôt la quinine.

On se basera surtout sur ce que nous avons dit de l'époque de la récidive ; on saura aussi que la fièvre récidivante qui prend l'allure tierce est ordinairement très légère et de peu de durée.

Enfin sachons qu'en moins de huit jours, avec un traitement judicieux, les accès peuvent être complètement jugulés.

TRAITEMENT

Ici pas de doute, tous les auteurs sont d'accord. Contre tout ce qui est malaria... de la quinine, encore de la quinine, et toujours de la quinine.

On ne saurait assez dans un pays où règne le paludisme, se garder des accidents dus à cette intoxication tellurique, véritable protée contre qui tout échoue, hormis le quinquina, héroïque panacée à ses maux.

La méthode employée et recommandée par M. le professeur Merz consiste surtout en injections hypodermiques de la solution neutre de chlorhydrate (bichlorhydrate) de quinine, « ce sel se dissout dans l'eau distillée dans la proportion presque de cent pour cent » à la dose de 1 gramme à 1 gr. 50 par jour, suivant l'intensité de la récidive.

Première série.

OBSERVATIONS DE FIÈVRE PALUDÉENNE APRÈS L'ACCOUCHEMENT.

(Récidives de fièvres intermittentes après les accouchements normaux, chez des femmes ayant eu des accès pendant leur grossesse).

OBSERVATION I

Thérèse X..., 28 ans, III pare, entre à la Maternité le 20 septembre 1889. Grossesse de 8 mois. Présentation crânienne. Posilion OIGA. Pas d'albumine ni de sucre. Accès de fièvre tierce depuis six semaines contractée à Palestro.

Dès son entrée, traitement par la quinine. Les accès disparaissent complètement.

Accouchement et délivrance normales, le 15 octobre à 6 heures du soir.

Le 17 à midi, frisson très violent, céphalalgie, rachialgie intenses, vomissements bilieux, fièvre à 40°,3, sueurs abondantes, l'accès se termine vers 6 heures du soir.

Le 18. — T. M. 36°,9. — T. S. 37°,2. — Légère courbature.

Le 19. — Accès à 7 heures du matin. T. 39°,9.

Rien d'anormal du côté de l'abdomen et de la sphère génitale. A partir du 19, administration méthodique de chlorhydrate de quinine en injections hypodermiques à la dose de 1 gr. 50 par jour.

Le 20. — T. M. 37°. — T, S. 37°,2.

Le 21. — A 8 heures du soir, léger accès *retardé*. T. 39°,1. — La fièvre ne reparaît plus et les suites de couches suivent leur cours normal.

La malade n'a pas cessé d'allaiter. On continue trois jours encore le chlorhydrate de quinine à la dose de 0 gr. 75 centigrammes.

Sortie le 6 novembre, guérie.

Observation II

Marie N..., primipare, âgée de 19 ans, entré à la Maternité le 6 septembre 1889.

Dernières règles du 15 au 20 décembre 1888. Fond de l'utérus au niveau de l'épigastre. Présentation crânienne. Position OIGA. Pas d'albumine ni de sucre dans les urines. Fièvres quotidiennes, contractées à l'Alma pour la première fois en 1872. Dernière récidive au mois d'août 1889. N'a pas pris de quinine.

Dès son entrée on donne à a parturiente de la quinine à la dose de 1 gramme par jour. Les accès disparaissent aussitôt.

22 septembre. — Accouchement à 6 heures du matin. Légère déchirure. Délivrance naturelle 15 minutes après l'expulsion de l'enfant. T. S. 37°,4.

23 septembre. — T. M. 37°. T. S. 37°,2.

24 septembre. — T. M. 37°,1. T. S. 40°,2. Accès violent, vomissements, céphalalgie, douleurs lombaires. Au niveau de la rate, douleur excessivement vive. Prostration générale.

Administration de 1 gramme de chlorhydrate de quinine en injection sous-dermique.

L'examen des organes génitaux n'offre aucune sensibilité spéciale.

25 septembre. — T. M. 37°,9. Le soir à 5 heures nouvel accès moins fort que le précédent.

26 septembre. — T. M. 38°. Langue saburrale, courbature, tête lourde. Traitement, 1 verre d'eau purgative, 1 gramme de chlorhydrate de quinine. T. S. 38°,8.

27 septembre. — T. M. 37°,2. T. S. 37°. Continuation de la quinine.

Les accès ne reparaissent plus.

La malade se lève le 2 octobre et sort le 17 octobre après avoir eu un seul accès dans l'intervalle.

Observation III

Ernestine B..., multipare, 37 ans, entre à la Maternité, salle Dubois, lit n° 24, le 11 septembre 1889.

Vient de Maison-Carrée, où elle a contracté les fièvres paludéennes pour la première fois au mois de juillet 1889. Accès irréguliers, se rapprochant du type quarte.

Le stade de frissons fait défaut.

Grossesse à terme. Présentation crânienne. Position OIDP.

Pas d'albumine, pas de sucre dans les urines.

Le 14 septembre. — Au soir, accouchement rapide. Délivrance naturelle 1 heure après l'expulsion du fœtus. Légère hémorrhagie.

15 septembre. — T. M. 38°,4. La malade se plaint de vives douleurs de tête et d'envies de vomir. Langue saburrale. Ventre sensible. La pression sur l'abdomen exprime un caillot volumineux.

Traitement. — Injections intra-utérines de bichlorure de Hg à 1/5000. T. S. 38°,8.

16 septembre. — T. M. 38°,3. La nouvelle accouchée n'a pas dormi. Nouvelle injection intra-utérine. T. S. 39°.

17 septembre. — T. M. 39°. Injection sous-cutanée de chlorhydrate neutre de quinine (solution à 33/100). Utérus normalement rétracté. Pas de fétidité des lochies. T. S. 37°,7.

18 septembre. — T. M. 38°. 1 gramme de quinine en injection hypodermique. T. S. 37°.

19 septembre et jours suivants, même traitement ; la fièvre ne reparaît plus.

Réflexions. — A l'encontre des deux observations précédentes (I et II) où le diagnostic avait été facile à établir, les symptômes présentés par Mme B... pouvaient faire hésiter entre un retour de paludisme et le début d'une infection puerpérale.

L'absence de frissons, la continuité de la fièvre, la sensibilité du ventre et l'expulsion tardive d'un caillot nous firent songer à des phénomènes de rétention et de résorption. On remarquera que les lavages antiseptiques intra-utérins, dont le liquide revenait d'ailleurs presque clair, sans débris et sans odeur, n'ont pas amendé les symptômes, qui au contraire ont cédé et très rapidement, dès la première piqûre de quinine.

Nous appelons donc l'attention sur ce procédé de diagnostie (voir d'ailleurs chapitre « Diagnostic différentiel ») et nous recommandons, dans les cas douteux, le recours à l'administration hypodermique de la solution neutre de chlorhydrate de quinine dont l'effet pourra servir de criterium. Presque nul dans les cas de septicémie puerpérale, le plus souvent souverain dans le cas de retour de paludisme.

Observation IV

Rose N..., 30 ans, III pare, venant de Maison-Carrée où elle a contracté les fièvres, entre à la salle Dubois le 2 novembre 1889 au neuvième mois de sa grossesse.

La malade est en proie à des accès de fièvres palustres, irréguliers et quelquefois très violents. Elle présente tous les signes de la cachexie paludéenne. Albuminurie légère.

Traitement. — Quinine en injections hypodermiques ; toniques.

Le 10 novembre. — Accouchement d'un enfant mâle pesant 2 kilog. 900, à terme, mais petit et malingre.

Le 11 novembre. — Les accès qui ont cessé depuis 5 jours réapparaissent le 11 novembre au soir.

Le 12 novembre. — T. M. 40°,1. Violente céphalalgie, état demi-comateux. Le stade de sueurs n'a lieu qu'à 9 heures du matin (l'accès avait débuté la veille à 5 heures du soir).

Traitement. — Injection hypodermique de quinine 0,75 à 9 heures et à 3 heures de l'après-midi. T. S. 39°,9.

Le 13 novembre. — *Hémorrhagie* utérine abondante à 4 heures du matin. L'interne de garde fait un lavage utérin à 50° et une piqûre d'ergotine d'Yvon de 1 gramme. T. M. 38°,8.

Dans la journée on fait deux injections de chlorhydrate de quinine à 0,75 centigrammes. T. S. 38°,2.

Le 14 novembre. — T. M. 37°,6. Faiblesse extrême. 1 injection de quinine. T. S. 37°,5.

— 43 —

Le 15 novembre. — La fièvre ne reparaît plus. La malade se relève très lentement et sort le 10 décembre. Elle n'a pu allaiter son enfant.

OBSERVATION V

Marie R..., primipare, âgée de 20 ans, a pris les fièvres intermittentes à Rouïba pendant le mois d'août dernier. Elle entre à la Clinique obstétricale le 3 janvier 1890. Depuis le mois d'août elle a des accès de fièvre, irréguliers. La santé générale n'est pas trop altérée. Urines normales.

L'utérus occupé le fond de l'hypochondre droit et remplit tout l'abdomen. Dernières règles du 2 au 6 avril. Grossesse à terme.

Le 8 janvier. — Accouchement en présentation crânienne, position OIGA d'un enfant féminin de 3 kilogs 100 grammes. Légère déchirure. Délivrance naturelle.

9 janvier. — T. M. 37°,2. T. S. 36°,9.

10 janvier. — T. M. 37°,2. — T. S. 37°,1.

11 janvier. — T. M. 37°. — T. S. 39°,5. Accès de fièvre intermittente d'intensité normale.

12 janvier. — Apyrexie.

13 janvier. — T. M. 36,9. — T. S. 39°,6 (Accès).

Traitement. — Injection sous-cutanée de quinino, 1 gramme.

14 janvier. — L'utérus se rétracte de jour en jour, les lochies sont à peine appréciables. L'état de la femme est très bon. Apyrexie.

15 janvier. — T. M. 37°. — T. S. 39°,4. Dernier accès.

Injections hypodermiques de quinine pendant 3 jours à la dose de 0,75 par jour.

Sort guérie le 19 janvier.

Observation VI

Raphaëla R..., secondipare, âgée de 25 ans, entre à la Clinique obstétricale le 5 mai 1889.

Au début de sa grossesse elle prend les fièvres à Staouëli. Elles revêtent d'emblée le type tierce et se font sentir avec plus ou moins d'irrégularité durant toute la grossesse.

A son entrée, la malade est très anémiée ; teint pâle, terreux. Hypertrophie de la rate, léger œdème aux malléoles.

Urines normales.

Dernières règles au mois de septembre du 1er au 5. Grossesse à terme. Présentation crânienne. Position OIDP.

Le 1er juin. — Accouchement d'un gros enfant du sexe féminin pesant 3 k. 400 gr. La délivrance se fait 10′ après l'expulsion du fœtus.

Le 2 juin. — T. M. 36°,8. — T. S. 37°,1.

Le 3 juin. — T. M. 37°. — T. S. 37°,1. Rien à noter.

Le 4 juin. — Montée de lait. T. M. 39°,9. — T. S. 37°,3. L'accès a été peu intense. Traitement : injection de quinine.

Le 5 juin. — Apyrexie. On continue la quinine.

Le 6 juin. — Accès. T. M. 39°,8. — T. S. 36°,9.

Les accès ne reparaissent plus. La mère et l'enfant se portent bien. Ils sortent le 19 juin.

Ces observations ne sont pas les seules du genre, recueillies à la Clinique de l'École de médecine d'Alger depuis deux ans. La statistique de la clinique compte depuis cette époque sur 52 femmes ayant eu des manifestations paludiques pendant leur grossesse, 32 cas de récidive, c'est-à-dire 60 0/0 environ. Nous croyons pouvoir nous contenter de citer ces quelques cas pris parmi les plus nets, qui nous ont été communiqués par M. le professeur Merz. Les autres observations qui ne diffèrent de celles-ci que par les détails, ont été réservées pour un autre travail d'ensemble, que M. Merz s'est réservé de publier lui-même.

Deuxième série.

OBSERVATIONS DE RETOUR DE PALUDISME :

1° Chez les femmes n'ayant pas eu de manifestations pendant la grossesse.
2° Chez les femmes ayant séjourné dans une localité palustre, sans avoir eu d'accidents malariaques.

OBSERVATION VII

Marie B..., 32 ans, III pare, habitant Ain-bou-Dib, a eu des accès de fièvres intermittentes il y a deux ans.

Entre à l'hôpital le 10 janvier 1890.

Dernières règles, fin mars 1889. Utérus sous l'hypochondre droit. Grossesse à terme. Présentation du siège. Position SIGA.

Etat général bon. Urines normales.

10 janvier. — Accouchement d'un enfant mâle, en état d'asphyxie et qu'on a pu ramener à la vie. Le dégagement de la tête a été très difficile et très long.

L'enfant pèse 4 kilogs. Délivrance normale 1/4 d'heure après l'expulsion du fœtus. Légère hémorrhagie.

Les 11, 12 janvier. — Les suites de couches sont normales.

Le 13 janvier. — Au matin, frisson unique, prolongé, puis stade de chaleur. T. 39°,6.

Les lochies étant légèrement odorantes, on pratique un lavage intra-utérin au Van-Swieten à 1/5. T. S. 37°,4.

14 janvier. — Apyrexie. Les lochies sont normales.

15 janvier. — Accès à 9 heures du matin, T. 40°, suivie de sueurs abondantes. T. S. 38°,2.

Traitement. — Injections hypodermiques de chlorhydrate de quinine à la dose de 0,75 centigrammes tous les jours.

16 janvier. — Pas de fièvre. L'utérus se rétracte bien.

17, 18, 19, jusqu'au 22 janvier. — Rien d'anormal. Dès ce moment on supprime la quinine.

23 janvier. — T. M. 37°,6. — T. S. 39°,6. Accès léger.

La quinine est reprise durant trois jours à la dose de 25 centigrammes, les accès disparaissent pour ne plus revenir.

Sort le 6 février.

14 février. — La malade rentre de nouveau (dans un service de chirurgie) pour un abcès du sein gauche qui ramène des accès palustres quotidiens. L'incision et le drainage de l'abcès, plus quelques doses de quinine prises *ab ore*, suffisent pour juguler la fièvre.

Le 2 mars. — Elle sort complètement guérie.

Observation VIII

Kheira-bent-Ali, 32 ans, IX pare, entrée le 18 mars 1890 à la Clinique obstétricale.

K... a contracté les fièvres intermittentes à 13 ans à Bouffarik. Depuis 6 ans, aucune manifestation tellurique ; tous ses accouchements se sont passés sans incident, *sauf après le cinquième pour lequel il fallut employer les « fers » et qui seul des neuf fut suivi de récidive de fièvre tellurique.*

Grossesse à terme. Présentation crânienne. Position OIDT.

27 mars. — Accouchement d'un enfant mâle du poids de 3 k. 870. Délivrance spontanée.

28 mars. — T. M. 37°,2. — T. S. 37°,2. Léger mal de tête. Splénalgie.

29 mars. — T. M. 37°. T. S. 38°. Malaise ; légère transpiration de tout le corps à 9 heures du soir.

30 mars. — T. M. 37°,4. T. S. 38°,2.

31 mars. — T. M. 39°,5. T. S. 39°. Accès de fièvre le matin. Température élevée durant toute la journée.

Sueurs au soir.

1er avril. — T. M. 39°. Accès de fièvre régulier.

Traitement. — Injection sous-cutanée de chlorhydrate de quinine de 0,75 centigrammes.

2 avril. — T. M. 38°,5, second accès franc. Même traitement. T. S. 37°,5.

3 avril. — L'apyrexie dès ce jour se maintient. Les forces reviennent, l'état général devient meilleur.

La malade demande à sortir (12 avril 1890).

OBSERVATION IX

Mme X..., 28 ans, primipare, accouche prématurément à 6 mois et demi, en ville, d'un fœtus mort, à la suite d'un traumatisme (coup de pied sur l'abdomen). Une hémorrhagie abondante survient de suite après l'expulsion du fœtus. On fait aussitôt la délivrance artificielle par l'introduction de la main dans l'utérus avec toutes les précautions antiseptiques.

Du 13 juin, jour de l'accouchement au 18 courant 1880, Mme X..., qui se rappelle assez vaguement avoir eu les fièvres à Birtouta à l'âge de 12 ans, n'offre aucun symptôme particulier.

Le 19. — Au matin, frisson violent et prolongé, tremblement des membres, claquements de dents, puis fièvre intense, avec vive céphalalgie fronto-orbitaire, et vomissements bilieux presque incoercibles.

Appelé auprès de la malade, le professeur Merz ne trouve rien du côté des organes génitaux. Il pratique néanmoins une injection intra-utérine avec une solution de sulfate de cuivre, et prescrit une potion de Rivière et de la glace intus. T. S. 40°,2.

20 juin. — T. M. 39°,9. Plus de vomissement.

Les autres symptômes persistent, les lochies ne sont pas fétides.

Un examen minutieux révèle l'existence d'une petite éraillure de la muqueuse vulvo-vaginale à gauche, avec légère suppuration.

Nouvelle injection utérine et vaginale. Pansement à la gaze iodoformée. T. S. 40°,1.

21 juin. — T. M. 40°. Le Dr Merz injecte sous la peau de la fesse 0,50 centigrammes de chlorhydrate de quinine. Pas de lavage. T. S. 39°,7. A 9 heures du soir, T. 39°,9.

22 juin. — T. M. 38°. Nouvelle injection de 0,75 centigrammes de quinine, répétée à 3 h. du soir. T. S. 38°,2.

23 juin. — T. M. 37°,9. On donne 1 gr. 50 de bromhydrate de quinine par la voie stomacale. T. S. 37°,9.

24 juin. — Apyrexie. Tous les phénomènes ont disparu. La quinine est administrée, par mesure de précaution, pendant trois jours encore.

La fièvre n'a plus reparu.

Réflexions. — Avons-nous eu affaire à un retour d'impaludisme ou à une intoxication puerpérale ? L'introduction de la main dans l'utérus, lors de la délivrance, a-t-elle porté des germes septiques sur la plaie utérine ? Mais, il est probable que, dans ce cas, l'absorption n'eût pas mis 6 jours pour se manifester. Est-ce l'éraillure vulvaire qui a servi de porte d'entrée ? Mais remarquons que, comme dans l'observation XV, les lavages utérins n'ont eu aucune efficacité, et que, surtout, la fièvre n'a cédé qu'à la quinine à haute dose. Ce dernier fait surtout nous paraît probant, et nous autorise, pensons-nous, à ranger cette observation parmi les cas de retour d'impaludisme.

OBSERVATION X

Berthe S:.... II pare ; 30 ans, habitant Alger depuis 20 ans, entre à la Maternité le 10 juillet 1890.

Elle n'a jamais eu les fièvres, mais a habité un village des environs de Bouffarick, de l'âge de 3 ans à l'âge de 8 ans. Ses parents y ont été atteints de fièvre ; un de ses frères est mort d'accès pernicieux.

Cette femme accouche le 18 juillet, à terme en OIDP, d'un enfant (son deuxième) du sexe féminin, pesant 3 kgr. 800 grammes. Le dégagement de la tête est très long ; il se produit au passage des épaules une déchirure périnéale de 4 centimètres.

20 minutes après l'expulsion du délivre, il se produit une hémorrhagie abondante.

L'interne de garde fait aussitôt plusieurs injections d'eau chaude intra-utérines, et deux piqûres d'ergotine Yvon.

Le lendemain, tranchées utérines très vives ; expulsion de deux gros caillots, pesant 300 grammes.

19 juillet. — T. M. 37°,2. — T. S. 37°,1. Encore quelques tranchées ; un peu de courbature.

20 juillet. — T. M. 37°,3. — T. S. 38°,5. Léger mal de tête. Douleurs de reins.

21 juillet. — T. M. 37°,6. — T. S. 38°,9.

La plaie périnéale et vulvaire est pansée à l'iodoforme.

Elle a bon aspect. Les lochies sont normales.

Au niveau du sein gauche, douleur et noyau d'induration.

22 juillet. — Accès caractéristique avec ses trois stades ; le seul durant tout le *post partum*. T. 40°,1.

Ne trouvant pas dans l'examen des organes génitaux de cause suffisante à cette pyrexie le professeur Merz ordonne une injection de quinine (0,50 centigr. de chlorhydr. de quinine). T. S. 38°,2.

A 7 heures du soir, nouvelle piqûre de quinine.

23 juillet. — T. M. 37°. — T. S. 37°,9.

Casset   4

L'induration du sein a disparu ; la fièvre ne reparaît plus. La malade sort guérie le 29 courant.

Les mêmes réflexions nous semblent s'appliquer au cas précédent et à celui-ci, et nous ont paru pouvoir nous autoriser à le ranger sous la même rubrique commune, avec cette observation particulièrement intéressante, qu'il s'agit ici d'une femme n'ayant jamais eu de manifestation paludique, et n'ayant pu être intoxiquée qu'à l'état latent.

L'observation suivante en est une autre du même genre.

Observation XI (communiquée par M. le professeur Merz).

Mme X..., femme d'un de nos confrères de l'intérieur, quoique habitant une localité infectée de paludisme n'a jamais eu d'accès de fièvre intermittente.

Seul, l'accouchement a le pouvoir de rappeler l'état aigu d'une intoxication latente. En effet, après chacun de ses accouchements (au nombre de trois) Mme X... a eu de forts accès typiques de malaria.

En dehors de ces crises l'état général est bon. Aucun symptôme d'infection, « si ce n'est un peu d'hypertrophie de la rate », ne décèle l'intoxication palustre, évidemment à l'état latent.

Troisième série.

RÉCIDIVE DE FIÈVRE APRÈS LES ACCOUCHEMENTS PÉNIBLES.

Observation XII

Mme G..., 24 ans, II pare, habitant Alger, a contracté alors

_— 51 —_

qu'elle était en bas âge les fièvres intermittentes dans l'intérieur de l'Algérie.

A vingt ans, elle accouche pour la première fois d'un enfant du sexe masculin de 3 k. 850. L'accouchement a été _long, pénible_ ; les 8 jours suivants elle a eu, dit-elle, des accès de fièvre que la quinine arrêta.

Le 5 novembre 1888. — Deuxième accouchement en présentation crânienne, position OIDP.

Après 36 heures de travail le Dr Merz est appelé.

Il constate la rotation de l'occiput en arrière, et applique le forceps. Enfant volumineux 4 k. 400 ; tractions prolongées, large déchirure périnéale au passage des épaules.

Délivrance normale.

6 novembre. — T. M. 37°,8. A midi frisson violent. T. S. 40°,1.

7 novembre. — T. M. 38°. Rien à noter du côté des organes génitaux. Lavage vaginal et de la plaie du périnée.

Pansement à l'iodoforme. A 10 heures du soir nouveau frisson. T. S. 39°,9.

8 novembre. — T. M. 39°,9. La malade demande elle-même de la quinine, persuadée qu'elle est sujette à un retour de ses anciennes fièvres.

Sulfate de quinine, 1 gramme. T. S. 39°,9.

9 novembre. — T. M. 38°. Les lochies sont rares, mais non fétides. La plaie périnéale a bon aspect.

Bromhydrate de quinine, 1 gr. 50. T. S. 37°.

De ce jour, sous l'influence de la quinine, la fièvre ne reparaît plus.

La malade n'a cessé d'allaiter son enfant.

OBSERVATION XIII

M... Jeanne, 25 ans, venant de Maison-Carrée, entre le 8 avril 1890 à la clinique.

Elle a été fort souvent sujette à des accès de fièvre intermittente.

Grossesse à terme. Primiparité. Présentation crânienne. Position OIGA.

Début du travail le 9 avril à midi. Le 10 au matin, dilatation comme une pièce de 1 franc.

Douleurs vives, mais irrégulières ; léger écoulement sanguin. Le soir, les douleurs devenant insupportables sans grand effet sur la dilatation, l'interne de garde ordonne un lavement de chloral et quelques inhalations de chloroforme. Les contractions se régularisent et la patiente accouche le 11 avril à 3 heures du matin, d'un enfant du sexe masculin du poids de 3 kig. 900 grammes.

Une déchirure périnéale de 4 cent. 5 s'était produite.

11 avril. — La journée se passe sans aucune particularité.

La malade est très affaissée. — T. M. 37°,1. — T. S. 37°,3.

12 avril. — T. M. 37°,3. — T. S. 37°,5.

Céphalalgie, malaise, nausées.

La journée se passe en gémissements à cause des douleurs de tête et de reins.

13 avril. — La malade, très indocile, arrache continuellement son pansement vulvaire. La plaie a un aspect jaunâtre, pultacé. Lavage au Van-Swieten ; pansement boriqué. — T. S. 38°.

14 avril. — T. M. 40°,1. Pommettes rouges, céphalalgie, douleur vive dans la cuisse droite. L'aspect de la plaie est devenu meilleur, les lochies sont normales. Injection sous-cutanée de chlorhydrate de quinine, pratiquée d'emblée par M. le Dr Merz, se fondant sur le grand nombre de cas de retour d'impaludisme observés récemment.

Chute brusque de la température. T. S. 37°,4.

15 avril. — T. M. 37°,2. — T. S. 37°,9. On continue la quinine à la dose de 1 gr. 50 par jour donnée en deux fois.

16 avril. — Accès de moyenne intensité. — T. M. 39°,7. Injection hypodermique de chlorhydrate de quinine 0,75. T. S. 37°,1.

17 avril. — T. M. 37°. — T. S. 37°,6.

Les accès disparaissent dès ce jour. L'état général se relève de jour en jour. La plaie périnéale tend vers la guérison.

La malade sort le 12 mai.

OBSERVATION XIV

Aïcha-bent-Ali, 17 ans, primipare, venant de Beni-Khalfoun, entre le 16 août 1889, salle Dubois, n° 7, à la Clinique obstétricale.

A eu des fièvres paludéennes pendant la grossesse. Quelques rares accès.

Grossesse à terme. Présentation crânienne. Pos. OIDT. Aïcha entre au cabinet d'accouchement le 24 à 6 heures du soir.

Le 25 au matin, dilatation complète, tête sur le plancher, occiput dans la concavité du sacrum. Arrêt du travail. Application du forceps. Déchirure de 4 centimètres. Hémorrhagie utérine. Délivrance artificielle.

26 août. — Accès de fièvre précédé de frissons et tremblement. T. S. 39°,7.

27 août. — T. M. 37°,2. Nouvel accès. T. S. 39°. L'interne de garde pratique, suivant les instructions du chef de service, un lavage intra-utérin au Van-Swieten à 1/4, et une injection de quinine 0,75 centigrammes.

28 août. — T. M. 37°5. — T. S. 37°,9.

29 août. — Nouvel accès, 40°,1.

Injection sous-cutanée de 50 centigrammes de chlorhydrate de quinine.

La fièvre disparaît complètement.

L'état général et la plaie périnéale s'améliorent de jour en jour.

La malade sort le 5 septembre 1889.

OBSERVATION XV

Mme X..., 37 ans, primipare, accouche à Alger, le 15 octobre 1889, d'un enfant du sexe masculin.

Le travail a duré trois jours. 8 jours après l'accouchement, le Dr Merz est appelé pour une déchirure périnéale entamant les fibres du sphincter.

23 octobre. — T. M. 40°,1. — T. S. 37°,5.

La malade est en proie pour la seconde fois à un accès très violent de fièvre intermittente.

Les organes génitaux externes et internes, la plaie périnéale, les glandes mammaires, etc... sont successivement soigneusement interrogés. On ne découvre rien qui puisse expliquer cette élévation brusque de la température.

En interrogeant les antécédents de la malade on apprend que 5 ans auparavant, cette dernière a eu pendant plusieurs jours des accès palustres que l'on a jugulés par de la quinine.

M. le Dr Merz fait instantanément des injections de chlorhydrate de quinine.

24 octobre. — La plaie périnéale est lavée au Van-Swieten de nouveau et saupoudrée d'iodoforme. Son aspect est bon ; aucune odeur dans les lochies.

La malade a encore aujourd'hui un nouvel accès (T. 39°,5) mais de moindre intensité et de durée plus courte que les deux premiers.

25 octobre. — Apyrexie. Dès ce jour la fièvre ne reparaît plus. L'état général s'améliore.

La plaie périnéale se modifie favorablement et tend vers la cicatrisation.

La guérison s'achève rapidement.

CONCLUSIONS

1° Toute femme impaludisée est sujette à voir récidiver sa fièvre de par le fait du trauma puerpéral.

2° Elle y est d'autant plus sujette que :

α Son paludisme est plus récent.

β Sa cachexie est plus profonde.

γ Son accouchement a été plus pénible.

δ L'hémorrhagie a été plus forte.

3° La récidive survient ordinairement après les 48 premiè-res heures qui suivent l'accouchement.

4° α) Plus la récidive se rapproche de l'accouchement plus celle-ci est grave.

β) Plus la récidive s'éloigne de l'époque habituelle de son apparition et plus le retour du paludisme est atténué.

5° Le pronostic est en général bénin.

6° Le traitement consiste essentiellement dans l'administration des sels de quinine, surtout du *bichlorhydrate*.

Ce sel possède en effet la propriété de se dissoudre dans son poids d'eau distillée ; de plus il est celui des sels de quinine qui contient le plus d'alcaloïde. Ces deux raisons l'ont donc fait placer le premier des sels de quinine dont on doit user lorsqu'on veut administrer la quinine par la voie hypodermique.

INDEX BIBLIOGRAPHIQUE

Larrey. — Mémoires de chir. milit., 1817, t. IV.

D'Arcet. — Th. de Paris, 1842.

Gaspard. — Journ. de Phys. expérim. et pratique de Magendie, 1822, 24, 25.

L. Boyer. — Sur les diathèses au point de vue chir., 1847.

Cruveilhier. — Anat. path. générale, t. I, 1849.

Maisonneuve. — Leçons de l'Hôtel-Dieu, 1862.

Culmann. — Trad. de Billroth. Arch. gén. de Médecine, 6me série, 1867.

Billroth. — Path. gén. chir., 1868, chap. sur la diathèse.

James Paget. — On various risk of opérations (in the Lancet), 1867. Trad. par H. Petit.

Verneuil. — Mémoires de chir., t. II et IV.

Clipet. — Th. Paris, 1867. Diathèses et traumatisme.

Verneuil. — Septicémie et infection purulente. Bull. de Acad. de Méd., 1869-71. 1er, 2me, 3me et 4me Discours.

Blum. — Th. Strasbourg, 1870. De la septicémie chir. aiguë.

Herrgott. — Th. de Strasbourg, 1868.

Moreau. — Th. de Paris, 1870.

Berger. — Th. d'Agrégat. de Paris, 1875.

Turquet de Beauregard. — Th. de Paris, 1877.

Verneuil. — Herpès traum. Société de biologie, 1873.

Mousnier-Lompré. — Thèse Paris, 1876. Goutte et traumatisme.

Courty. — Manifestations rhumatismales et goutteuses postopératoires chez les calculeux. Bulletin de l'Académie de médecine, 1876.

Ferrand. — Thèse de Paris, 1880.

Verneuil. — Du traumatisme comme agent morbifique. In Revue de chir., 1881.

Frilet. — Th. de Paris, 1880.

Verneuil. — Conférence au Congrès de Copenhague, 1884, sur la diathèse néoplasique.

Verneuil et Kirmisson. — In Revue de Chirurgie, 1884.

Lépine. — Thèse d'Agrégation, 1872. Phthisie par traumatisme pulmonaire.

Perroud. — Thèse de Paris, 1874.

Verneuil et Guillemin. — Syphilis et trauma. Gazette hebdomadaire, 1863.

Verneuil. — Sur l'adénopathie tertiaire (Arch. gén. de méd., 1871).

L. H. Petit. — Th. de Paris, 1875.

Bénicy. — Th. de Paris, 1879.

Verneuil. — Gangrènes diabétiques. In Bull. de la Société de Chirurgie, 1877.

Verneuil. — De l'aggravation des propathies par le traumatisme. In Revue de chir., 1884, p. 35.

Péronne. — Thèse de Paris. Alcoolisme et traumatisme, 1880.

Dunoyer. — Influences des maladies intercurrentes sur la marche des traumas. Th. Paris, 1879.

Batut. — Mémoire de L. Batut, 1882.

Maunoury. — Fièvre traum., 1877, th. de Paris.

Isnard. — Th. de Paris, 1886. Fièvres traum. et épitr.

Delpech et Lafont-Gouzi. — Observations de récidive de fièvres int. après l'accouchement, in Mémorial des Hôpitaux, 1825.

Bouisson. — Des hémorrhagies intermittentes, 1854.

Mazzoni. — Campagne de Rome, 1867.

Dériaud. — Traumatisme et Paludisme, thèse Paris, 1868.

Dubergé. — Complications des plaies à la Guyane franç. Th Paris, 1874.

Godinat. — Considérations sur les fièvres palustres, 1872, p. 25.

Moriez. — Th. Paris, 1876. Traumat. et Palud.

Cocud. — Mémoires de médec. milit., troisième série, t. XVII, p. 1.

Des complications que la diath. paludéenne peut apporter aux traumas, 1866.

Taïeb-Ould-Morsly. — Traum. et palud. Th. Paris, 1881.

Verneuil. — Paludisme au point de vue chirurg.

Revue de chir., 1881-1882.

Terrier. — Path. chirurg. génér., p. 17.

Pitre Aubinais. — Journal de la section de médecine de la Société académique de la Loire-Inf. (Nantes), 1850, t. XXVI, p. 15.

Burdel de Vierzon. — Recherches sur les fièvres paludéennes, 1858.

Béhier. — Conférences de Clinique médicale, 1864.

Duboué. — De l'Impaludisme, 1867.

Ritter. — In Virchow Archiv., 1867, t. XXXIX, p. 14.

Colin. — Traité des fièvres intermittentes, 1870.

Bureau. — Mémoire, 1874. In Revue mensuelle, 1880.

Dupuy. — Essai clinique sur quelques troubles d'origine paludéenne dans les fonctions génitales de la femme. Th. Montpellier, 1879.

Billon. — Th. de Paris, 1882. Fièvres post partum.

Bonfils. — Puerpéralité et paludisme (Th. Paris, 1885).

Cuzzi. — Annali di Ostetricia, 1880, p. 52.

Mangiagalli. — La malaria in rapporto collo stato di maternita (In Annali di Ostetricia, 1883, p. 304).

Imp. de l'Ouest, A. NÉZAN, Mayenne